PUBLICATIONS DES ARCHIVES GÉNÉRALES D'HYDROLOGIE

DE
L'HYDROTHÉRAPIE

DANS LES DERMATONEUROSES

PAR

Le Dr BENI-BARDE

Médecin de l'Établissement de la Rue Miromesnil
Médecin consultant de l'Établissement hydrothérapique d'Auteuil.

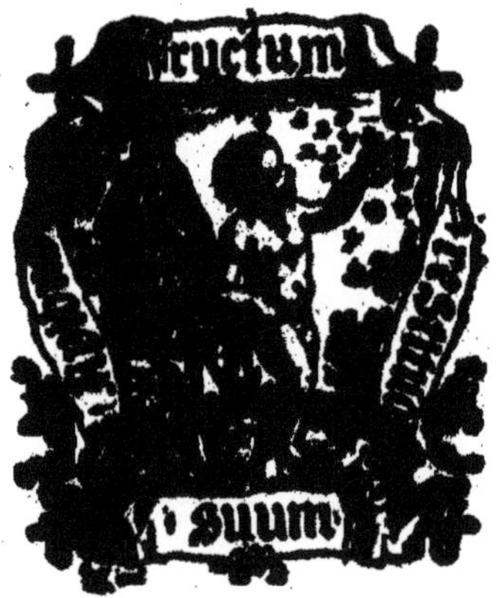

PARIS
SOCIÉTÉ D'ÉDITIONS SCIENTIFIQUES
4, RUE ANTOINE-DUBOIS, 4
—
1894

DE
L'HYDROTHÉRAPIE
DANS LES DERMATONEUROSES

PAR

Le Dʳ BENI-BARDE (1)

Médecin de l'Etablissement de la Rue Miromesnil
Médecin consultant de l'Etablissement hydrothérapique d'Auteuil.

———

Cette note a pour objet d'indiquer le rôle que peut jouer l'hydrothérapie dans la thérapeutique des maladies cutanées que l'on désigne sous le nom de dermato-neuroses. Pour en faire ressortir l'importance, il est nécessaire de dire un mot de l'intervention de cette méthode de traitement dans les autres dermatoses.

Loin de moi la pensée de décrire ici les manifestations variées de ces maladies et d'énumérer les nombreuses causes qui les produisent. Tout en reconnaissant l'importance de ces études d'étiologie et de pathogénie, je désire ne pas m'y arrêter, afin de laisser à la communication que j'ai l'honneur de faire à l'Académie la simplicité qu'elle doit avoir.

Pour en rendre l'exposé plus facile, qu'il me soit permis de diviser les maladies de peau en trois groupes principaux. Cette sélection, tout artificielle du reste, va me fournir un cadre thérapeutique dans lequel je vais essayer de montrer la place qui convient à l'hydrothérapie.

J'admets donc que les dermatoses peuvent former trois groupes distincts.

Dans le premier groupe se trouvent celles qui sont occa-

(1) Mémoire communiqué à l'Académie de Médecine.

sionnées par un agent extérieur, inerte ou animé, se localisant dans la peau pour y déterminer une éruption caractéristique. L'hydrothérapie ne convient pas aux malades de ce groupe. Toutefois, elle peut être utile à certains d'entre eux qui, après avoir été guéris de leurs maux, croient toujours en être atteints. Ces malades, tels que les galophobes, rentrent dans le cadre des hypochondriaques auxquels l'hydrothérapie peut rendre de très grands services.

Dans le second groupe, nous plaçons les maladies cutanées qui sont sous la dépendance de l'arthritisme, de l'herpétisme, de la scrofule, de certaines maladies infectieuses et des intoxications. Dans le traitement de ces dermatoses, il faut associer aux médicaments exigés par la nature du mal, les procédés hydrothérapiques qui conviennent à ces maladies constitutionnelles. A ces procédés généraux, on peut adjoindre les applications spéciales dont les effets curatifs ont été souvent constatés.

Parmi ces dernières, nous signalerons le simple pansement à l'eau qui consiste dans l'application de compresses tièdes recouvertes de toile cirée, le maillot humide général ou local, suivi d'une ablution tiède, les bains et les douches de vapeur, les immersions de toute sorte plus ou moins prolongées.

Les frictions et les douches froides produisent assez souvent une certaine amélioration ; mais elles provoquent parfois une irritation cutanée assez vive, irritation spéciale qu'il faut connaître et dont on peut tirer un grand parti contre les fluxions internes. Que de catarrhes pulmonaires, gastro-intestinaux, vésicaux et utérins sont modifiés au moment de l'apparition de cette irritation artificielle et essentiellement passagère !

Quand la dermatose est à son déclin, on peut employer l'hydrothérapie même avec ses procédés excitants pour remonter les forces de l'organisme, régulariser les fonctions de la peau, et prévenir les manifestations internes qui se produisent quelquefois après la disparition de l'éruption.

Qu'il nous soit permis d'insister en passant sur ce dernier effet pour dire combien sont chimériques les craintes de ceux qui pensent que l'hydrothérapie employée contre les maladies de la peau est capable d'occasionner des répercussions dangereuses.

Enfin, dans le troisième groupe de dermatoses, nous plaçons celles qui relèvent d'un trouble quelconque de l'innervation. Elles sont essentiellement justiciables de l'hydrothérapie. C'est ce que je vais essayer de démontrer dans cette communication.

DERMATO-NEUROSES. — LEUR TRAITEMENT PAR L'HYDROTHÉRAPIE.

Les dermato-neuroses sont des affections cutanées dues, dans la plupart des cas, à une perturbation du système nerveux central ou périphérique se manifestant par un trouble des fonctions de la peau ou par une altération de son tissu. Quelquefois, l'influence de la viciation du sang vient joindre son effet nocif à la perturbation physique ou morale du système nerveux. Dans tous les cas, que la dermato-neurose soit isolée ou qu'elle se trouve liée à une influence diathésique, l'hydrothérapie peut être utilisée avec avantage.

Autrefois, les dermatologistes ne lui empruntaient que ses procédés d'immersion et bannissaient indistinctement toutes les douches de leur thérapeutique usuelle. Leur hostilité contre ces derniers modificateurs avait sa raison d'être à une époque où l'hydrothérapie, du moins en France, était presque exclusivement représentée par la douche froide et par des piscines alimentées avec de l'eau à basse température. Aujourd'hui, cette proscription n'est plus légitimée. Grâce à l'introduction dans la méthode hydrothérapique de l'usage des piscines tempérées et surtout des douches à températures variables, il a été possible d'instituer une médication sédative spéciale qui vient d'être très heureusement mise en relief par quelques dermatologistes, et qui permet à l'hydrothérapie de jouer un rôle important dans la thérapeutique de certaines affections cutanées.

Il y a longtemps déjà, Vidal avait utilisé les douches tempérées à percussion légère et dirigées pendant quelques minutes (de 3 à 6) sur les côtés de la colonne vertébrale pour combattre l'excitabilité réflexe de la moelle épinière à laquelle il attribuait certains troubles fonctionnels ou trophiques de la peau. Nous avons traité ainsi plusieurs de ses malades ; mais, tout en reconnaissant la valeur de ces moyens thérapeutiques, nous n'avions formulé aucune conclusion.

Depuis quelque temps la question a été reprise ; la douche tempérée ou même légèrement chaude, c'est-à-dire alimentée avec de l'eau à une température variant, selon les cas, entre 33° et 38°, et administrée pendant un temps qui peut durer entre 3 et 6 minutes, a été de nouveau essayée ; et l'on a choisi pour champ d'expérience les dermatoses prurigineuses. Jusqu'à présent ces sortes d'affections étaient invariablement traitées par les bains et les piscines tièdes qui, le plus souvent, ne produisaient que des effets incertains. M. L. Jacquet a eu l'idée de substituer à ces immersions la douche tempérée. Inspiré par lui, nous avons pu faire de nombreuses expériences et traiter avec succès un certain nombre de malades à l'aide de ce procédé hydrothérapique.

Qu'il nous soit permis de faire connaître en quelques mots la genèse de cette question essentiellement pratique.

Dans un travail qui avait pour but d'établir la pathogénie de la lésion cutanée au cours de certaines dermatoses, M. L. Jacquet reconnu que cette lésion est secondaire, et il a signalé qu'elle apparaît le plus souvent à la suite d'un traumatisme (contusion, friction, grattage, etc.), intéressant l'enveloppe tégumentaire. Mais il a remarqué que, pour qu'il en soit ainsi, c'est-à-dire pour que la lésion apparaisse, il faut que le malade, qui a subi le traumatisme provocateur, ait un système nerveux déséquilibré et un système cutané tout disposé aux troubles fonctionnels et aux troubles trophiques. Guidé par ses recherches (1) il eut l'idée de traiter par la douche sédative, à l'exclusion de tout autre moyen, l'une de ces dermatoses ; et c'est au lichen plan qu'il donna la préférence pour commencer ses expériences.

Disons tout de suite que le succès vint confirmer ses prévisions (2), et, ajoutons, pour venir à l'appui de la thèse soutenue par notre confrère, que, dans un cas où les méthodes classiques avaient échoué, nous pûmes constater chez le malade que M. Jacquet nous avait confié la diminution de l'excitabilité nerveuse et l'apaisement du prurit, suivi, à quelques jours de distance, de la disparition de l'éruption cutanée.

Depuis les premières communications faites par M. Jacquet à la Société de dermatologie, nous avons traité avec lui de la même manière et avec le même succès une douzaine de malades, atteints, pour la plupart, de formes graves, déjà soignés infructueusement par les méthodes classiques.

D'un autre côté, M. E. Besnier et M. Brocq nous ont confié un certain nombre de malades, que nous avons également traités par les mêmes procédés. Parmi eux il en est plusieurs chez qui la dermato-neurose, éteinte en apparence, récidiva à plusieurs reprises après l'abandon des douches, pour s'évanouir de nouveau quand elles furent reprises ; preuve péremptoire que la sédation ne tenait nullement à l'évolution spontanée de la névrose, mais était, à proprement parler, tenue en bride par l'influence hydrothérapique (3).

Une seule parmi ces malades résista au traitement. Elle éprouva pourtant une amélioration notable qu'aucune médication antérieure n'avait pu lui procurer ; mais la guérison définitive ne put être obtenue.

L'action curative de ce mode de traitement du lichen

<hr>

(1) L. Jacquet. De la pathogénie de quelques dermatoses artificielles. *Ann. de dermatologie*, 1890.

(2) *Bulletin de la Société de derm. et de syph.*, 1890-1892.

(3) Voyez en particulier l'obs. Paoz, in *Ann. de dermat. et de syph.*, 1893.

plan est intéressante à connaître ; elle justifie notamment, dans une certaine mesure, les vues théoriques auxquelles nous avons précédemment fait allusion, et suffit, pour le dire en passant, à démontrer l'origine névropathique, si longtemps contestée, du lichen de Wilson.

Ces résultats heureux devaient en faire prévoir de semblables dans les autres dermato-neuroses. M. L. Jacquet, dès sa première communication, les avait prévus et annoncés ; depuis lors nous avons eu l'occasion de les observer dans deux cas de lichen simple (névro-dermite de Brocq et Jacquet), dans plusieurs cas de prurigo et dans deux cas d'eczéma généralisé.

Quelques dermatologistes, suivant l'exemple de M. Jacquet, ont eu recours à cette méthode de traitement qui a le triple avantage d'être efficace, inoffensive et relativement simple. M. E. Besnier, tout en faisant quelques observations critiques sur les vues théoriques de son élève M. Jacquet, l'a employée à diverses reprises et s'en est montré satisfait.

Dernièrement, M. L. Brocq (1) a mis soigneusement en relief les réserves nécessaires qui doivent être faites sur les effets curatifs de la douche tempérée ou chaude dans certaines dermatoses ; il a, en outre, signalé les difficultés que présente le maniement de ce moyen thérapeutique, difficultés qui, d'après lui, expliquent certains échecs de la méthode ; mais, il a rapporté à son actif de nouveaux succès véritablement saisissants dans un certain nombre de dermatoses prurigineuses, dans les prurigos les plus divers, dans le prurit anal et dans les névro-dermites diffuses.

En tenant compte des considérations qui précèdent, nous pouvons affirmer que les douches chaudes ou tempérées peuvent être employées avec confiance pour combattre avantageusement les dermatoses qui ont une allure névropathique et un caractère prurigineux. Leur application ne saurait encore, d'après MM. Besnier, Brocq, Jacquet et

(1) L. Brocq. Les douches chaudes dans les dermatoses prurigineuses.

d'après nous-même, être réglée par une formule invariable ; comme dans toutes les affections nerveuses, le traitement doit toujours être basé sur la susceptibilité et sur le degré de résistance de chaque malade. Toutefois on peut dire, ainsi que l'a démontré mon collaborateur M. Materne (1), que ce sont les douches tempérées et modérément percussives qui paraissent convenir à la majorité des malades. On devra les renouveler tous les jours dans les cas d'intensité moyenne, deux fois par jour quand le nervosisme sera très accentué, plus souvent encore au besoin si l'exaspération devient excessive. Ce procédé de traitement s'est toujours montré inoffensif, car l'on ne saurait vraiment considérer comme une complication et un danger les quelques troubles nerveux (névralgies intercostales, zona, lassitude musculaire, etc.) que M. Jacquet a mentionnés chez certains de ses malades au moment même de l'accalmie produite par les douches, troubles nerveux qu'il regarde, à tort ou à raison, comme résultant d'une sorte de déplacement ou de transfert de l'influx nerveux pathologique.

Ces considérations générales bien établies, nous allons consigner ici le résultat de nos expériences, et, afin qu'il n'y ait pas de malentendu, nous exposerons avec le plus de détails possible notre manière de procéder.

Et d'abord, au point de vue de la rapidité avec laquelle l'amélioration survient, nous avons pu noter chez les malades des différences très sensibles, et ces différences ne sont pas, comme on pourrait le croire, en rapport avec l'intensité de l'éruption, mais bien avec la nature de la tare nerveuse préexistante et l'état nerveux concomitant. C'est, du moins, ce que nous avons toujours observé en ce qui concerne le lichen plan.

Ce fait semble donc donner raison à ceux qui n'admettent cette maladie que comme une manifestation secondaire et qui voient, avant tout, dans l'affection cutanée, le nervosisme qui l'accompagne. Plus la dermatose trouve un ter-

____

(1) M. MATERNE, *Ann. de derm. et de syph.*, 1892.

rain prédisposé, plus elle semble rebelle au traitement. C'est ainsi que chez les malades à hérédité nerveuse très prononcée, la maladie résiste bien plus que chez ceux qui ont des antécédents moins accentués. Pour la même raison, la maladie est bien plus tenace chez les individus qui, par suite de leur situation sociale, sont exposés à une irritation nerveuse continue. Le souci des affaires, les préoccupations, les chagrins, etc., sont autant de causes qui tendent à tenir le système nerveux en état d'irritabilité constante et à perpétuer la maladie cutanée. Il y a là l'explication d'un fait qui nous a beaucoup intrigué au début de nos essais et qu'il importe de signaler. Nous avons dit que les premiers résultats obtenus par nous chez les malades de M. Jacquet avaient été surprenants par la rapidité avec laquelle l'amélioration était survenue. Chez les malades qui suivirent et qui nous avaient été confiés par M. E. Besnier, les résultats furent moins prompts et nous étions étonné de trouver chez certains d'entre eux une grande résistance au traitement. Or, les premiers étaient des malades d'hôpital, les seconds étaient des malades de la ville. On pouvait donc être tenté de tirer cette conclusion, qui semble un peu paradoxale, que la douche agit suivant les conditions sociales de l'individu qui est soumis à son action. Mais, en réfléchissant un peu, il est facile de déduire de notre observation que si les malades d'hôpital sont moins rebelles au traitement, c'est que ces malades sont en général des gens dans la vie desquels la nervosité ne joue qu'un rôle très amoindri, pour la plupart des gens du peuple, manouvriers, travailleurs qui mènent une existence pour ainsi dire terre à terre et que les raffinements de la civilisation n'ont pas énervés. En outre, chez ces sujets on ne rencontre que rarement une tare héréditaire au point de vue purement nerveux.

Chez les malades de la ville, au contraire, les conditions sont toutes différentes. Il est d'abord très difficile de les astreindre à une hygiène sévère et à un traitement régulier. Les nécessités mondaines, ou, à leur défaut, les occasions fournies par le milieu social dans lequel ils vivent, les font se départir à tout moment, sous un prétexte quelconque, de la ligne de conduite qu'on leur a tracée. Dans les grandes villes surtout, les obligations professionnelles, les ennuis, les préoccupations, sont pour eux une source continuelle d'énervement et d'irritation. Dès lors, la cause originelle de la dermatose, se trouvant toujours en activité, contribue à entretenir celle-ci et même à la renouveler au fur et à mesure qu'elle tend à disparaître.

Ces considérations, que nous croyons justes, peuvent venir à l'appui de la thèse des dermatologistes qui considèrent le lichen plan comme d'origine nerveuse. Le traitement de cette maladie démontre, ou du moins semble démontrer, que cette conception n'est pas purement théorique. Ceci dit, il nous reste à indiquer quel est le traitement hydrothérapique auquel nous avons eu recours, et quelles sont les règles qui nous ont guidé dans son application.

Partant de ce principe que le lichen plan pouvait être considéré comme la manifestation d'un état d'irritabilité du système nerveux général, nous devions appliquer à cette maladie un traitement hydrothérapique essentiellement sédatif. Or, il y a longtemps que nous avons observé que le procédé le plus capable d'obtenir la sédation du système nerveux, est la douche tiède générale, à la température de 35° centigrades, l'eau étant projetée au moyen d'une grosse pomme d'arrosoir débitant un fort volume d'eau, de façon à mouiller, pour ainsi dire, tout le corps à la fois. Il faut, pour que cette douche tempérée ait une action calmante très prononcée, que sa force de percussion soit très atténuée et que sa durée soit de 3 à 5 ou 6 minutes environ. Si l'on dépasse cette limite, on court le risque de provoquer chez certains malades une fatigue, et, à sa suite, un énervement capable de troubler l'effet sédatif produit et de réveiller ainsi, d'une façon fâcheuse, l'irritabilité du système nerveux. Après cette application, le malade ne doit pas être frictionné, mais simplement essuyé le plus légèrement possible. Tel est, selon nous, le procédé hydrothérapique qui convient le mieux pour combattre le lichen plan et la plupart des dermato-neuroses.

Il est bien entendu que cette manière de procéder n'est pas absolue, et que dans ces affections spéciales, comme du reste dans toutes les maladies nerveuses, il faut, pour rendre le traitement efficace, tenir compte à la fois de la forme du mal et surtout de la susceptibilité du malade.

Nous avons recommandé de choisir pour alimenter cette douche sédative de l'eau dont la température puisse osciller autour du trente-cinquième degré centigrade, parce que cette température est celle qui, dans la pluralité des cas, donne une impression indifférente, ne procurant à l'organisme ni la sensation du froid, ni celle du chaud ; son action sédative tient en grande partie à cette particularité. Cependant quelques malades et notamment ceux qui ont des troubles sensitifs de la peau, ne peuvent pas facilement supporter cette température ; les uns la trouvent trop chaude, les autres trop fraîche. Il faut alors, pour les premiers, abaisser légèrement la température de l'eau, et l'augmenter, au contraire, pour les seconds. L'essentiel, encore une fois, est d'obtenir une température indifférente et même agréable.

Dans l'application de ce traitement il faut toujours savoir adapter le moyen thérapeutique à la capacité, à la tolérance ou à la sensibilité des malades. Quelques-uns d'entre eux peuvent supporter des douches froides ; mais il faut user de ce procédé avec prudence et ne l'employer qu'après la disparition des symptômes prurigineux, autrement l'on risque de voir reparaître les poussées congestives avec les démangeaisons qui les accompagnent. Certains malades, longtemps soumis au traitement sédatif, réclament instinctivement et peu à peu l'élévation de la température de l'eau ; on peut satisfaire à ce désir sans crainte, car la douche chaude n'a pas, dans l'espèce, l'inconvénient de la douche froide ; elle peut, selon le mode employé, tonifier ou calmer le malade, et elle ne l'expose pas à un retour offensif de la dermato-neurose. Dans cette voie, on peut même substituer dans quelques cas à la douche chaude la douche de vapeur qui convient bien à ceux qui redoutent les effets de la percussion.

Lorsque les malades atteints de lichen ou de toute autre affection cutanée présentent des accidents dans les régions que la douche générale ne peut pas atteindre, on adjoint à celle-ci les procédés hydrothérapeutiques qui peuvent convenir à ces localisations. C'est ainsi qu'on a recours, et avec grand succès, au bain de siège à eau courante, à la douche périnéale et surtout à la douche hémorrhoïdale qui calme admirablement les démangeaisons et les névralgies anales.

Il y a encore un autre procédé dont nous nous sommes également bien trouvé, principalement dans les cas où les malades ne pouvaient, pour une raison ou pour une autre, supporter la moindre percussion. C'est une douche donnée avec une pomme d'arrosoir à travers laquelle passe une eau très divisée, ne provoquant pour ainsi dire aucune percussion, sorte de douche baveuse ressemblant autant à une affusion qu'à une douche, tiède, fraîche ou chaude, selon les cas, administrée le long des gouttières vertébrales de haut en bas et parallèlement à l'axe spinal d'une façon oblique et presque tangentielle, à la surface du dos et d'une durée de 3 à 5 minutes. Cette douche est très utile pour combattre l'irritation spinale qui est souvent l'origine de diverses affections cutanées ; elle agit directement sur la moelle dont elle calme l'irritabilité maladive.

Tels sont les divers procédés hydrothérapiques qui peuvent être employés contre les dermato-neuroses, et notamment contre le lichen plan qui est la plus tenace et la plus pénible de toutes. Leurs effets curatifs se manifestent parfois très rapidement ; dans d'autres circonstances ils sont lents et même très lents à paraître. Quand le cas est favorable, l'amélioration se produit dès les premiers jours ; mais si la dermatose est ancienne, si surtout le nervosisme est très accentué, et si la constitution est profondément altérée, il faut un temps relativement assez long pour obtenir la guérison.

Les malades chez lesquels le traitement semble agir avec lenteur éprouvent néanmoins toujours un grand sentiment de bien-être qui persiste plusieurs heures après la douche. Ce soulagement qu'ils ressentent et qu'ils apprécient est un encouragement pour eux et leur permet d'attendre avec confiance le moment où ils seront délivrés de leur mal.

Dans tous les cas, nous pouvons conseiller ce traitement sans arrière-pensée et sans réserves ; il est inoffensif, et nous ne craignons pas de dire que, s'il ne guérit pas infailliblement, du moins il soulage toujours.

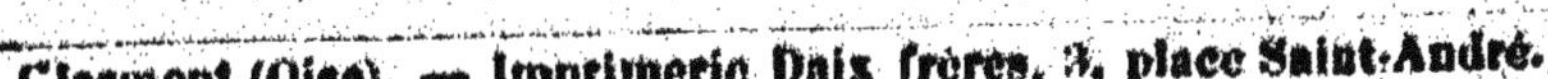

Clermont (Oise). — Imprimerie Daix frères, 3, place Saint-André.

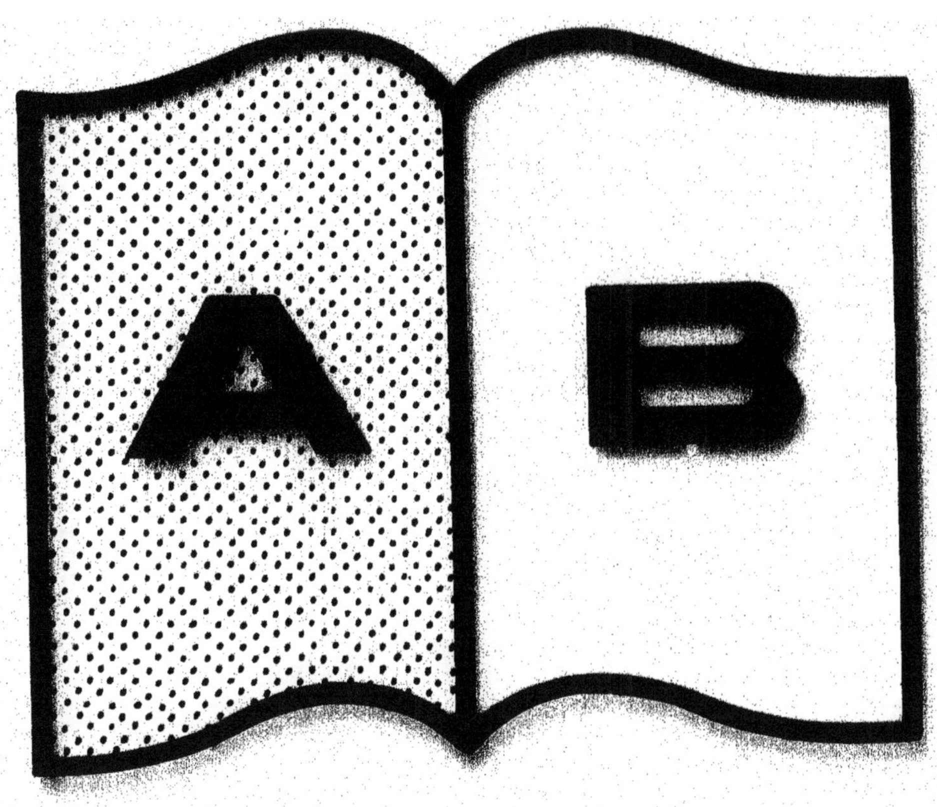

Contraste insuffisant

NF Z 43-120-14

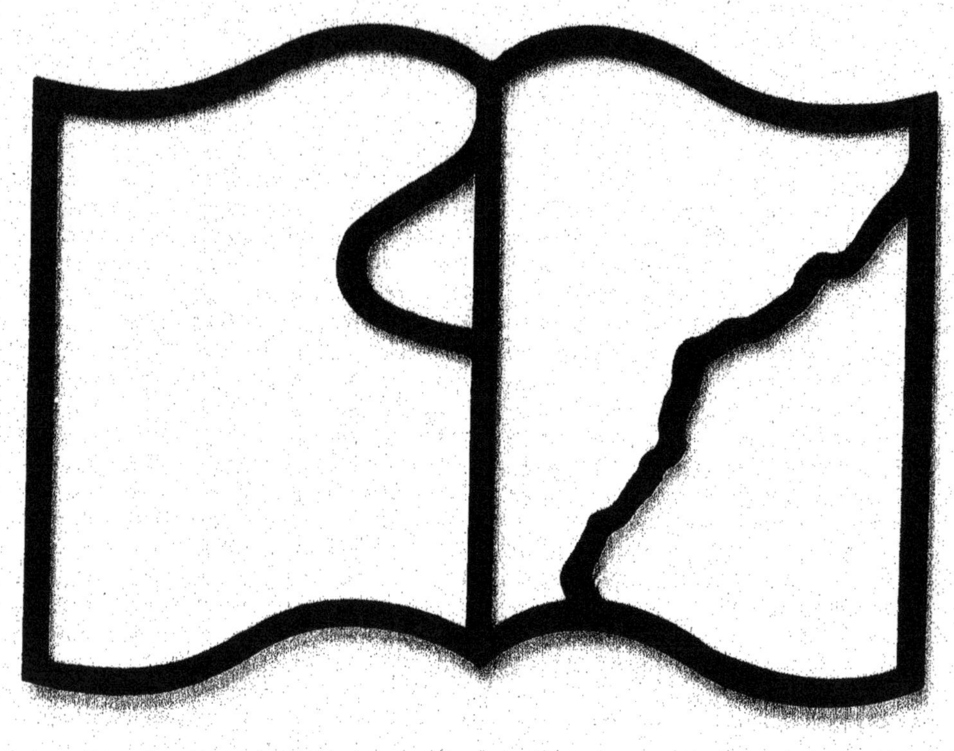

Texte détérioré — reliure défectueuse

NF Z 43-120-11